AF319696

DE

L'IODURE D'AMMONIUM

SON EMPLOI EN THÉRAPEUTIQUE

DANS LA SYPHILIS ET LA SCROFULE

PAR

V. DRUHEN

Docteur en médecine de la Faculté de Paris,
Ancien interne des hôpitaux de Besançon.

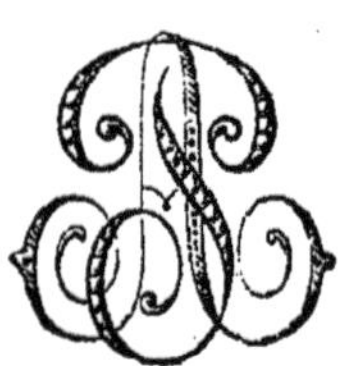

PARIS

A. PARENT, IMPRIMEUR DE LA FACULTÉ DE MÉDECINE

31, RUE MONSIEUR-LE-PRINCE, 31

1875

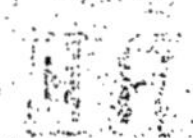
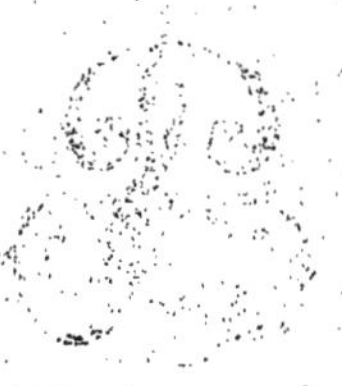

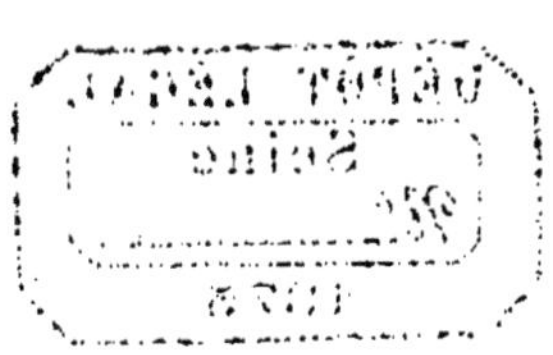

DE

L'IODURE D'AMMONIUM

SON EMPLOI EN THÉRAPEUTIQUE

DANS LA SYPHILIS ET LA SCROFULE

PAR

V. DRUHEN

Docteur en médecine de la Faculté de Paris,
Ancien interne des hôpitaux de Besançon.

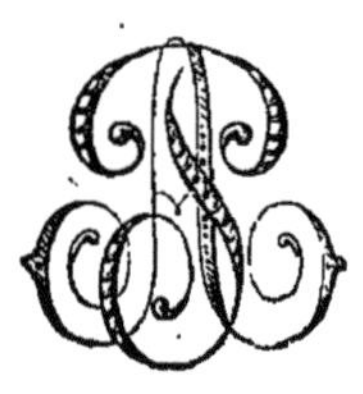

PARIS

A. PARENT, IMPRIMEUR DE LA FACULTÉ DE MÉDECINE

31, RUE MONSIEUR-LE-PRINCE, 31

1875

DE

L'IODURE D'AMMONIUM

SON EMPLOI EN THÉRAPEUTIQUE

DANS LA SYPHILIS ET LA SCROFULE

INTRODUCTION

Au mois de mars 1874 la *Gazette heddomaire* venait de publier une étude sur l'iodure d'ammonium, quand une dame qui fait le sujet de l'observation XII de cette thèse, se présenta à la consultation de mon père, le docteur Druhen aîné, professeur à l'Ecole de médecine de Besançon.

Depuis huit ans cette dame avait été traitée sans succès par les moyens les plus rationnels eu égard à la nature de sa maladie, et devant leur inutilité, mon père prescrivit l'iodure d'ammonium. Le succès fut immédiat, complet, et si encourageant qu'il y recourut plusieurs fois depuis dans des cas de syphilis et de scrofule.

C'est le résultat de cette expérimentation qui fait le fond principal de ce travail que j'ai pu enrichir de quelques observations recueillies dans le service hospitalier de M. le Dr Parguez, de Besançon, auquel j'offre

Druhen.   1 ici mes remercîments. J'emprunterai quelques autres observations à M. le D' Carat, auteur de l'article de la *Gazette hebdomadaire* cité plus haut ; si dans tous ces faits, le succès n'a pas toujours répondu aux expériences des expérimentateurs, on reconnaîtra pourtant que l'iodure d'ammonium constitue un médicament précieux qui a droit de prendre un rang honorable et définitif dans notre matière médicale.

HISTORIQUE

L'iodure d'ammonium employé pour la première fois par Magendie fut bientôt délaissé par lui et ce n'est qu'un peu plus tard qne Richardson entreprenait de le réhabiliter après l'avoir expérimenté sur 38 malades atteints, les uns de phthisie pulmonaire et le plus grand nombre d'engorgements de nature strumeuse. La conclusion de ses recherches fut que son action est analogue à celle de l'iodure de potassium, mais que ses effets sont plus promptement appréciables. Ces résultats satisfaisants encouragèrent les médecins anglais, et en 1862, M. Bryant, chirurgien de Guys' Hospital, publiait un travail dans lequel il vantait l'emploi de l'hydriodate d'ammoniaque dans l'hypertrophie du corps thyroïde. Depuis ce temps, l'iodure d'ammonium est employé en Angleterre au même titre que l'iodure de potassium ; en France, M. le professeur Bouchardat lui consacrait un chapitre dans son Manuel de matière médicale et de thérapeutique, mais ce médicament n'avait pas passé dans la pratique, quand au mis de mars 1874, parurent dans la *Gazette hebdomadaire* les recherches faites sur ce sujet à l'hôpital de Lourcine, dans le service de M. Dubrueil.

Dans ce travail l'auteur avait borné son étude clinique à l'examen du médicament dans son action contre la syphilis ; il ajoutait que n'ayant pas eu l'occasion de l'employer dans la scrofule, il avait lieu de penser qu'on en pourrait retirer un certain bénéfice dans cette maladie.

J'ai dit, dans mon Introduction, que c'est ce travail qui a été le point de départ des essais entrepris par mon père. Puissent les expérimentateurs se multiplier et fixer en les corroborant par des observations plus nombreuses que celles dont j'ai pu disposer, les points que je crois acquis.

ACTION PHYSIOLOGIQUE

L'iodure d'ammonium est un cristal blanc, déliquescent, moins stable que l'iodure de potassium. Il contient toujours un excès d'iode qui vient colorer en jaune le flacon dans lequel il est renfermé ; ce flacon doit être bien bouché et coloré pour empêcher l'action de la lumière sur ce sel.

Si nous suivons l'iodure d'ammonium et si nous l'étudions depuis le moment où il est ingéré jusqu'à celui de son élimination, voici ce que nous remarquons.

Placé dans la bouche, il a une saveur salée et un peu amère comme tous les sels alcalins, et il peut produire dans l'arrière-gorge une sensation de chaleur assez prononcée si la dissolution est un peu concentrée. Parvenu dans l'estomac on n'observe rien de particulier, les éléments de l'iodure d'ammonium restent unis, il n'y a pas de décomposition et tout se passe comme avec les autres iodures. Ce qui le prouve, c'est l'absence de toute réaction de la part de l'estomac, car s'il y avait décomposition du médicament, il s'ensuivrait immédiatement des vomissements dus à l'iode mis en liberté.

Examinons maintenant comment se comporte l'iodure d'ammonium, quand il est arrivé dans le sang.

Certains iodures, ceux de potassium, de sodium, par exemple, ne se décomposent qu'arrivés sur les surfaces d'excrétion ; ceux de fer, de mercure, au contraire, arrivés au contact du sang, se décomposent, l'iode est mise en liberté, s'unit à la soude du sang et apparaît plus ou moins promptement comme nous le verrons plus tard dans les produits de secrétions, et le fer ou le mercure vont jouer un rôle qui leur est spécial, selon qu'on a affaire à l'un ou à l'autre de ces corps.

Ainsi donc, voilà deux catégories bien tranchées, dans l'une nous voyons les iodures se décomposer seulement à la surface des glandes, et dans l'autre, au contraire, à peine arrivés dans le sang, ces corps se décomposent en leurs éléments. Dans lequel de ces deux groupes devons-nous ranger l'iodure d'ammonium ?

M. Carat pense que c'est à la première catégorie qu'appartient ce médicament. Je suis d'un avis contraire, et voici les motifs sur lesquels j'appuie mon opinion.

J'ai dit que l'iodure d'ammonium était peu stable, on conçoit aisément alors la facilité qu'il a, en présence de la soude du sang, à se décomposer comme les iodures de fer ou de mercure ; d'un autre côté, j'ai observé certains phénomènes cliniques dont la cause est due évidemment à l'action de l'ammoniaque sur le système nerveux. Cette ammoniaque pour produire ces effets devait être libre dans le sang, par conséquent, je crois être fondé à penser que l'iodure d'ammonium appartient au second groupe des iodures, c'est-à-dire à celui qui comprend ceux de fer, de mercure et de plomb.

Voici les faits que j'ai observés.

Obs. I. — Madame X... présente, au mois de janvier 1874, des adénites cervicales pour lesquelles elle a été traitée sans succès par les moyens ordinaires. On prescrit alors l'iodure d'ammonium. Au bout de quelques jours de ce traitement, la malade éprouve, insomnie, agitation, perte d'appétit, besoin de remuer; elle ne peut rester en repos. Le soir à la veillée, elle ne peut rester assise, ses mains et ses doigts sont agités de tremblement. Un soir, en dînant, elle quitte brusquement sa chaise et va faire plusieurs fois le tour de son magasin sans pouvoir s'arrêter ; ayant suspendu l'usage du médicament, le calme est revenu; le lendemain, l'agitation reparut à la suite d'un nouvel essai. Ajoutons que cette dame a eu une méningite dans son enfance et que depuis ce temps elle a une céphalalgie habituelle. La malade fut alors traitée par l'iodure de fer, l'appétit revint et les adénites disparurent.

On ne peut contester que ces phénomènes d'excitation sont dus au médicament, et qu'avec aucun des autres iodures on n'aurait observé semblable chose, c'est donc bien à l'ammoniaque que nous devons attribuer une pareille influence sur le système nerveux.

Chez une autre malade, femme de 50 ans, l'iodure d'ammonium produisit, au bout de huit jours, des bourdonnements d'oreille, une grande faiblesse et une épistaxis qui n'est pas revenue depuis, la malade ayant cessé de prendre ce médicament. Dans ces deux cas nous n'avons pas affaire à l'ivresse iodique.

Chez le malade qui fait le sujet de l'observation 9, nous voyons qu'après six jours de traitement la faiblesse a augmenté et que le malade a eu un peu de délire ; mais je pense qu'il faut rapporter ces symptômes aux progrès de la cachexie à laquelle le malade a succombé et non pas à l'action de l'iodure d'ammonium.

Examinons maintenant quelles sont les voies d'élimination de l'iodure d'ammonium et quelle est son action sur les sécrétions.

La salive ne paraît pas augmentée sous son influence, mais il n'en est pas de même de la sueur qui devient quelquefois très-abondante, au point de gêner certains malades. Quant à la sécrétion urinaire elle est augmentée. Voici, du reste, des données précises tirées du travail de M. Carat dans la *Gazette hebdomadaire*.

« Le matin à huit heures, après avoir vidé la vessie, nous avons pris : le premier jour 100 gr. d'eau pure, et l'urine recueillie jusqu'à midi a été de 85 gr. en poids ; le second jour nous avons pris 100 gr. d'eau où étaient dissous 50 centigr. d'iodure d'ammonium : l'urine rendue a été de 87 gr.

	Urine rendue.
1er jour, 100 gr. eau pure	85 gr. ;
2e jour, 100 gr. eau pure 50 cent. AzH⁴I	87 gr. ;
3e jour, 100 gr. — 1 gr. AzH⁴I	95 gr. ;

4ᵉ jour, 100 gr.   —   2 gr.   —   93 gr.;
5ᵉ jour, 100 gr.   —   3 gr.   —   98 gr.;
6ᵉ jour, 100 gr.   —   4 gr.   —   110 gr.

Ces urines étaient limpides et ne laissaient pas déposer de cristaux. L'urée et l'acide urique s'y trouvaient dans les proportions normales. »

Quant à la rapidité de cette élimination, nous ne sommes pas aussi bien renseigné.

Nous voyons dans la *Gazette hebdomadaire*, avril 1875, que le Dʳ Welander, de Stockholm, a expérimenté l'iode uni à plusieurs bases, le potassium, le fer et le mercure et qu'il a constaté une différence sensible dans la rapidité d'élimination de ces différentes préparations. L'iodure de potassium est le plus facilement absorbé, puis vient l'iodure de fer et enfin l'iodure de mercure.

« Avec 5 centigr. d'iodure de potassium, la réaction chimique peut être constatée dans l'urine ordinairement au bout d'un quart d'heure ou d'une demi-heure, et elle persiste pendant environ vingt-quatre heures. Avec la même dose d'iodure de fer, la réaction ne se montre qu'au bout d'une heure ou deux, elle persiste aussi vingt-quatre heures. Après l'introduction d'une même quantité d'iodure de mercure la réaction demande dans la majorité des cas trois ou quatre heures pour se manifester ; elle est toujours très-faible et d'une durée beaucoup plus courte. »

J'ai voulu comparer l'iodure d'ammonium pris à la même dose. Pour cela, après avoir vidé la vessie, je pris à jeun 5 centigr. d'iodure d'ammonium dissout dans une petite quantité d'eau et j'analysai mes urines un quart, une demi-heure, une heure et quatre heures après. Ces quatre tentatives furent infructueuses. Je ne constatai pas la présence de l'iode. J'ai dû m'en tenir à cette seule expérience, car en augmentant la dose je perdais un terme de la comparaison que j'aurais voulu pouvoir établir entre les différents iodures au point de vue de leur rapidité d'absorption.

Mais ce n'est pas seulement par la sueur et les urines que l'iodure d'ammonium s'élimine, le lait en contient aussi, et pour m'assurer du fait j'ai eu recours à la complaisance de M. le professeur Sanderet, chirurgien en chef de la Maternité de Besançon, qui a bien voulu m'autoriser à faire l'essai du médicament sur une nourrice de son service. Cette femme, accouchée depuis neuf jours, prit d'abord 2 grammes d'iodure d'ammonium, puis 3 grammes le lendemain. On recueillit du lait quatre heures après l'ingestion de la dernière dose et de l'urine du nourrisson quatre heures après son repas.

L'analyse démontra une forte proportion d'iode dans l'urine, le lait de la nourrice en contenant relativement moins. Ce fait peut s'expliquer, je crois, par une différence dans le pouvoir d'élimination des deux glandes mammaire et rénale. En effet, pour obtenir la coloration bleue caractéristique avec le lait, on était obligé auparavant de le concentrer par la chaleur; la proportion d'iode étant alors restée la même pour une quantité moindre de liquide.

Voici le procédé employé dans ces analyses :

On versait dans une éprouvette contenant de l'urine ou du lait, une certaine quantité d'une solution d'amidon, on ajoutait quelques gouttes d'eau de chlore qui réduisait l'iodure de sodium ; on obtenait aussitôt une belle coloration bleue due à l'action de l'iode sur l'empois d'amidon. Avec le chloroforme on avait une coloration rosée due à la présence de l'iode libre.

Je ne terminerai pas cette partie de mon sujet sans remercier de son obligeant concours M. Reboul, doyen de la Faculté des sciences de Besançon, qui a bien voulu m'aider dans cette dernière recherche.

L'iodure d'ammonium ne paraît pas avoir sur les muqueuses d'action irritante, ou au moins, il ne l'a pas à un degré aussi prononcé que l'iodure de potassium. Je n'ai jamais observé chez aucun malade d'autres accidents d'iodisme qu'un peu d'enchifrènement. Je ne l'ai, du reste, constaté que deux fois, et la continuation du traitement n'a pas amené de nouveaux accidents ; dans les deux cas dont je parle, cela ne s'est produit qu'à la première dose administrée. Ainsi, jamais de douleur à la base du nez et des sinus frontaux, pas d'écoulement par les narines ni d'irritation de la gorge, ni de salivation exagérée ; aucune éruption. Je crois donc pouvoir affirmer qu'avec les doses ordinaires, l'iodisme aigu ne s'observe pas avec l'iodure d'ammonium et j'y suis autorisé par une expérimentation qui porte sur 20 cas, recueillis à Besançon ; chez un de ces malades, homme de 40 ans, atteint depuis quatre ans d'un eczéma généralisé, nous voyons des doses successivement croissantes pendant trois mois de traitement, atteindre le chiffre de 5 et 6 grammes par jour sans aucun inconvénient. Bien mieux, nous verrons (obs. 7) l'iodure de potassium amener des accidents d'iodisme qui firent suspendre le traitement, tandis que l'iodure d'ammonium fut administré impunément jusqu'à amélioration notable. Chez deux malades, nous avons vu qu'il a été nécessaire d'abandonner le traitement, mais c'est pour une autre cause qui n'avait rien de commun avec l'iodisme.

Dans la *Gazette hebdomadaire*, je trouve 13 cas de syphilis traités par l'iodure d'ammonium et chez aucun il n'est fait mention d'accidents dus à l'iode. Dans tous ces cas la dose moyenne a été par jour de 1 à 2 gr.

Quant à l'iodisme constitutionnel dont parle Rilliet, je ne l'ai pas observé, mais comme, d'après Trousseau et Pidoux, il s'observe surtout chez les sujets atteints de goître et soumis aux préparations iodées, je ne peux rien affirmer à cet égard. Cependant, je trouve dans le *Bulletin de thérapeutique,* année 1862, l'analyse d'un travail de M. Bryant, chirurgien anglais, sur l'emploi de l'iodure d'ammonium spécialement dans le traitement du goître ; l'auteur du travail parle des résultats avantageux obtenus avec ce médicament et ne mentionne aucun des inconvénients qu'on observe dans la même affection avec l'iodure de potassium.

Si nous recherchons la cause de cette immunité en faveur de l'iodure d'ammonium, peut-être, la trouverons-nous dans la dose moins massive à laquelle le médicament s'administre ; en effet, comme nous le verrons, tous les traitements ont été commencés avec 50 centigr., tandis qu'avec M. Ricord, l'administration de l'iodure de potassium doit commencer par 1 gr. 50 en trois fois. On introduit donc dans l'économie une quantité d'iode moindre avec l'un qu'avec l'autre. C'est pour cette raison, je crois, que je n'ai pas observé d'accidents d'iodisme, bien que les effets curatifs aient été rapidement appréciables.

MODES D'ADMINISTRATION.

L'iodure d'ammonium peut s'employer dans les mêmes cas que l'iodure de potassium, mais à doses un peu

plus faibles et son emploi peut être continué plus longtemps, comme nous l'avons vu.

Chez tous les malades dont je publie les observations,
l'iodure d'ammonium a été administré à l'intérieur en
solution dans la proportion suivante :

> Iodure d'ammonium......... 30 gr.
> Eau ou sirop simple........ 500 —

Le traitement était commencé par une demi-cuillerée
et on augmentait au bout de quelques jours ; chez la
plupart des malades, la dose n'a pas excédé 1 gr. 50
par jour.

L'iodure d'ammonium peut être employé sous d'autres formes. Voici d'après Richardson une formule pour
des pilules :

> Iodure d'ammonium.......... 1 gr.
> Mucilage................... Q. s.

Faire 20 pilules à prendre 1 à 3 dans la syphilis, le
rhumatisme, la scrofule.

Il me semble qu'on peut faire deux critiques assez
sérieuses à cette formule. D'abord la dose est bien faible,
15 centigrammes au maximum sont bien peu de chose
auprès de 1 et 2 grammes, comme on peut l'adminis-
trer en solution. La seconde critique porte sur cette
considération que l'iodure d'ammonium est peu stable
et laisse facilement dégager une certaine quantité d'iode
qui le colore en jaune. Qu'adviendra-t-il avec des pilules ainsi préparées; cette iode libre devient irritante
pour l'estomac et peut provoquer le vomissement. C'est
peut-être ce qu'a observé Richardson et ce qui l'a obligé
à diminuer la dose et le nombre de ses pilules. En résumé, je trouve ce mode d'administration défectueux
et je lui préfère la solution.

On peut faire avec l'iodure d'ammonium une pommade pour l'usage externe dans les cas d'engorgements glandulaires, ou d'hypertrophie du corps thyroïde.

Elle se prépare de la même manière et aux mêmes doses que celle à l'iodure de potassium :

> Iodure d'ammonium.. 4 gr.
> Axonge............. 30 —

M. Bryant, chirurgien, à Guy's Hospital, l'administre de préférence à la dose de 30 centigrammes deux ou trois fois par jour dans une infusion de gentiane ; d'après lui, la combinaison des deux modes d'emploi, à l'intérieur et à l'extérieur, lui a donné d'excellents résultats spécialement dans l'hypertrophie du corps thyroïde.

Les sachets dits à l'iodure de potassium de Breslau et ainsi composés :

> Iodure de potassium.......... 10 gr.
> Chlorhydrate d'ammoniaque... 80 —

n'agissent que par l'iodure d'ammonium qui se forme par suite d'une réaction chimique facile à saisir. L'iodure d'ammonium ainsi formé est d'autant plus actif qu'il est à l'état naissant et sa stabilité est augmentée, ce qui lui permet de ne pas être décomposé par les acides de la sueur et d'agir par ses deux éléments réunis, ce qui n'a pas lieu avec les pommades.

OBSERVATIONS DE SYPHILIS.

J'emprunte ici quatre observations au travail que M. Carat a publié dans la *Gazette hebdomadaire*; les dix autres ne présentent rien d'intéressant, les malades

étant encore tous en cours de traitement au moment de
la publication. Sur ces quatre observations, nous voyons
deux succès et deux insuccès. A quoi tient cette différence? C'est, comme le fait remarquer M. Carat, à ce
que, chez les uns, on avait affaire à des accidents de la
troisième période, tandis que chez les autres, c'était à
des accidents secondaires, des plaques muqueuses qui
ne sont pas plus justiciables de l'iodure d'ammonium
que de celui de potassium.

Obs. II. — X..., étudiant en droit, âgé de 25 ans,
avait, à l'âge de 17 ans, contracté un chancre mou, avec
bubons suppurés et blennorrhagie.

A 23 ans, à son arrivée à Paris, un de ses premiers
actes fut de contracter un second chancre, cette fois
induré. Comme il se croyait à l'abri de toute nouvelle
infection, grâce à son premier chancre, il ne se soigna
nullement. Le cortége ordinaire de tous les accidents
ne réussit pas à lui faire adopter un traitement; ce n'est
qu'à la suite d'une iritis de l'œil gauche et de douleurs
de tête insupportables qu'il commença à consulter et à
prendre du sirop de Gibert alternant avec l'iodure de
potassium. Le mal était à sa troisième période, une
périostose avait paru au tibia gauche, et toute la constitution était affaiblie profondément. L'iodure de potassium, après avoir plusieurs fois dissipé la gomme,
avait fini par ne plus faire d'effet. Le malheureux passait
des nuits entières sans sommeil, en proie à ces douleurs
que connaissent seuls ceux qui les ont éprouvées. Injections de morphine, vésicatoires volants, emplâtres de
Vigo, tout avait été employé.

C'est alors que, sur mon avis, il commença à prendre
50 centigrammes d'iodure d'ammonium par jour, en

même temps que des douches d'eau froide à jet excessivement fin ; cette dernière médication avait pour but de modifier la vitalité de la partie malade, dépouillée en partie de l'épiderme et enflammée par une longue série de vésicatoires.

Au bout de huit jours, il porta la dose à 1 gramme et continua pendant six semaines. Au bout de ce temps, la périostose avait sensiblement diminué, la douleur était nulle et ce qui restait de la tumeur était beaucoup plus dur au toucher qu'auparavant.

Obs. III. — J.-L., cordonnier, 39 ans. Impossible d'obtenir quelque chose de clair touchant l'époque d'invasion de la syphilis. Il présente une exostose à la jambe droite, deux gommes suppurées à la malléole gauche et une gomme en train de s'ouvrir à la clavicule droite. Il s'est toujours connu possesseur de ces gommes et de cette exostose, n'a jamais été malade et n'a jamais consulté. La nuit, il souffre bien un peu de douleurs « de rhumatisme, » mais il prend son mal en patience. Il est impossible de lui persuader qu'il a eu la vérole ; il prétend n'avoir jamais vu de femmes. Cependant en le pressant vivement, j'obtiens l'aveu qu'il a une maîtresse qu'il a quittée, il y a trois ans, après avoir vécu six mois avec elle ; il l'a quittée « parce que ses cheveux tombaient et qu'elle avait des boutons dans la gorge, aux aines, un peu partout ; quand elle buvait, elle rendait le liquide par le nez. » Ces détails joints à la constatation de plaques muqueuses multiples dans l'arrière-gorge et la gorge de ce sujet simple et entêté, ne me laissent aucun doute. Je lui donne à prendre de l'iodure d'ammonium en lui disant que c'est pour lui enrichir le sang ; de syphilis, pas un mot. Après cinq semaines de traitement, une des gommes se cicatrise, l'autre restant dans le même état; au bout de deux mois et demi, les deux gommes sont fermées, celle de la clavicule résorbée en partie; les douleurs nocturnes « de rhumasisme » sont beaucoup moindres; seules les plaques muqueuses ne se sont pas beaucoup améliorées.

Obs. IV. — A. L..., peintre en bâtiments, 27 ans, avait contracté, en juillet 1872, un chancre induré dont il ne s'était pas aperçu. Il avait bien eu « une petite égratignure » sur le gland et mal aux aines, mais ne s'en était pas inquiété autrement. Lorsque je le vis il avait la voix presque éteinte et présentait sur le front des signes non équivoques de syphilis. Depuis deux mois, il prenait des pilules.

Je réussis à lui faire prendre de l'iodure d'ammonium à la dose de 50 centigrammes d'abord, puis de 1 gramme ensuite; au bout de six semaines de ce traitement, nonseulement les plaques muqueuses de la gorge n'étaient pas améliorées, mais le sujet en avait acquis de nouvelles à l'anus et dans l'intervalle des orteils.

N'osant prolonger une médication qui ne paraissait avoir aucun effet spécifique et n'entravait en rien la marche des accidents, je la suspendis et lui conseillai le sirop de Gibert qui produisit un mieux sensible au bout de peu de temps.

Obs. V. — M. R..., ouvrière, 23 ans, avait été infectée en janvier 1872, par un chancre. Quand je la vis, je constatai du psoriasis palmaire, une alopécie déjà prononcée. Elle se plaignait de douleurs quand elle avalait un liquide chaud; « C'était comme à vif jusqu'à l'estomac, » disait-elle.

En effet, de nombreuses plaques muqueuses étaient disséminées sur les piliers du voile du palais et toute la muqueuse buccale. Elle n'avait jamais suivi de traitement.

L'iodure d'ammonium, administré pendant deux mois, ne produisit aucun résultat appréciable, et n'ayant pas qualité pour continuer ces essais, je l'envoyai consulter en lui faisait promettre de prendre les remèdes qu'on lui ordonnerait.

J'ai tenu à publier ces deux dernières observations pour montrer une fois de plus que ce n'est pas aux iodures alcalins qu'il faut s'adresser pour combattre non pas comme quelques-uns le veulent, les affections, cutanées et superficielles de nature syphilitique, mais seulement les affections de la seconde période de cette maladie. Dans ces deux cas il est certain que l'iodure de potassium n'aurait pas mieux réussi.

Dans l'observation II au contraire nous voyons l'iodure de potassium employé d'abord avec quelque succès, puis enfin devenir impuissant à dissiper des gommes que l'iodure d'ammonium fait disparaître définitivement. Dans l'observation III, les gommes suppurées se tarissent et se cicatrisent, les douleurs nocturnes diminuent et, chose remarquable, pendant que ces accidents s'amendent, les plaques muqueuses persistent.

Obs. VI (communiquée par M. le Dr Parguez). — Th..., 35 ans, manœuvre. A l'âge de 20 ans, il a eu des chancres qui ont disparu par l'emploi du calomel en poudre. A peine entré au régiment, d'après son dire, les chancres se montrent de nouveau sans coït; traitement

par les pilules de Dupuytren et l'eau phagédénique.
Enfin, à l'âge de 32 ans, il entre à l'hôpital de Bellevaux
avec les accidents suivants : Exostoses aux deux tibias ;
plaques muqueuses aux mollets et aux coudes, pustules
au cuir chevelu, douleurs nocturnes. Son séjour à l'hôpital est de trois mois. Soumis à un traitement par
l'iodure de potassium à l'intérieur et des onctions
mercurielles à l'extérieur, les plaques muqueuses disparaissent, les exostoses sont moins apparentes, mais
les douleurs nocturnes persistent.

Trois ans plus tard, le 13 novembre 1874, le malade
entre de nouveau à l'hôpital ; il est porteur d'une uréthrite remontant à une quinzaine de jours, d'exostoses
aux deux jambes ; celle de la jambe droite mesure plus
d'un décimètre de longueur. Il présente en outre
quelques pustules à la tête, des douleurs orbitaires
accompagnées d'étourdissements et de secousses dans
les membres.

L'uréthrite cède à un traitement approprié, et le
22 décembre, après un peu plus d'un mois de traitement
par les pilules de Dupuytren et l'iodure de potassium,
l'état du malade étant toujours le même, on lui fit
prendre une demi-cuillerée de sirop d'iodure d'ammonium.

Le 5 janvier, le malade éprouve une légère amélioration, plus de pustules, douleurs moins fortes, secousses
moins intenses, la céphalée persiste. A partir du 12 janvier on administre une cuillerée ; l'amélioration conti-
nue, les douleurs orbitaires ont disparu, il y a encore
des étourdissements.

Le 19 janvier les exostoses s'affaissent. Une cuillerée
et demie.

Le 26 janvier la surface tibiale est lisse, la céphalée a

Druhen.   2

disparu presque entièrement ainsi que les étourdissements qui ne se montrent qu'à de grands intervalles.

L'amélioration est très-manifeste et le malade demande sa sortie le 3 février.

Obs. VII (communiquée par M. le Dr Parguez). —
Charles Ch…, 22 ans, manœuvre, tempérament lympha-
tique. En mai 1874, blennorrhagie, guérie en trois
semaines ; en juillet, entrée à l'hôpital ; chancre
à la verge qui disparaît après un mois de traitement.

En octobre, nouvelle entrée à l'hôpital, nouveau
chancre très-large, occupant tout le repli du prépuce;
traitement par les pilules de Dupuytren, le vin aroma-
tique et la pâte camphrée; le chancre se cicatrise, mais
au milieu du mois de novembre apparaît une inflamma-
tion de la langue avec fissures profondes sur le bord
droit, difficultés pour la mastication, douleurs nocturnes.
Iodure de potassium, 0 gr. 50; gargarisme chloraté.
Les douleurs deviennent plus vives, on ajoute de
l'opium au gargarisme, puis de la céphalalgie et du
coryza font suspendre l'usage de l'iodure de potassium;
le malade reste sans traitement interne jusqu'au 5 janvier 1875, époque à laquelle il prend une demi-cuillerée de sirop d'iodure d'ammonium. Le 12 janvier les
douleurs ont bien diminué; le bord de la langue n'est
plus aussi profondément divisé. Une cuillerée de sirop,
gargarisme mercuriel.

Le 18 janvier, le malade, ne sentant plus de douleurs,
pouvant manger facilement, demande sa sortie; l'amélioration est considérable, cependant la langue est encore
légèrement fendillée à droite.

L'observation VI nous montre un homme porteur

d'une syphilis tertiaire remontant à plusieurs années.
Soignée d'abord par l'iodure de potassium avec un
demi-succès, nous voyons bientôt les accidents prendre
un nouveau développement; des douleurs nocturnes
s'y joignent et le traitement par l'iodure d'ammonium,
commencé le 22 décembre et continué jusqu'au 26 janvier, c'est-à-dire pendant trente-quatre jours, fait disparaître complètement les douleurs et les exostoses, dont
l'une avait un volume considérable. Dans l'observation VII, le résultat n'est pas moins satisfaisant et de
plus, comme dans le cas suivant (obs. 8), l'usage de
l'iodure de potassium avait dû être abandonné; dans
l'un, il avait déterminé quelques accidents d'iodisme et
dans l'autre des douleurs gastriques insupportables.

OBS. VIII. — Madame X..., 30 ans, a été atteinte, il
y a quatre ans, d'une éruption papuleuse ayant envahi
plusieurs points des téguments. L'iodure de mercure et
l'iode de potassium firent disparaître ces accidents; la
tolérance avait été parfaite. Madame X... guérie devint
enceinte et l'enfant vint à terme dans de bonnes conditions de santé.

Au mois de mai 1875, de nouveaux accidents se développèrent. Un psoriasis ayant commencé aux main
avait envahi presque tous les téguments, on en observait au cou, aux bras, au dos. La maladie était bien de
nature syphilitique, elle en présentait la teinte sombre
et les antécédents de la malade ne laissaient aucun
doute.

Mon père soumit cette malade à l'iodure de potassium, mais le résultat fut bien différent du premier
Non-seulement, il n'exerça aucune action sur la peau,
mais le médicament fut insupportable. Madame X...

éprouva des douleurs gastriques tellement vives qu'elle supposa une erreur du pharmacien. Après avoir vérifié l'identité du médicament, on engagea la malade à persévérer; mais les douleurs d'estomac s'étant renouvelées, on dut y renoncer.

C'est alors que la malade prit de l'iodure d'ammonium, le 31 mai. Cette fois, la tolérance par l'estomac fut parfaite, malgré quelques symptômes de coryza. L'amélioration se montra promptement et aujourd'hui 28 juin, on peut considérer la guérison comme achevée.

Obs. IX. — M. X..., 57 ans, examiné pour la première fois le 3 mars 1875, a été atteint d'un chancre à la verge, vers le printemps de l'année précédente; il a, depuis ce temps, reçu des soins dont il ne peut préciser la durée et la nature. Il a été atteint, au mois d'août dernier, d'une dysentérie, pendant laquelle, dit-il, son visage, sa poitrine, son dos et ses bras se sont couverts de boutons.

Il présente aujourd'hui les caractères d'une syphilide à larges papules; celles-ci couvrent une partie du cuir chevelu chauve par places, tout le visage, le cou, la poitrine, le dos, les épaules et les membres supérieurs; ces papules souvent très-larges ont plusieurs millimètres d'épaisseur. A ces caractères se joignent des symptômes de cachexie, la face est bouffie, les forces anéanties, le malade ne peut, sans être aidé, aller d'une chambre à l'autre, il a toujours froid, sa vue très-affaiblie ne lui permet plus de se conduire; le pouls est à 120.

L'iodure d'ammonium est administré. Six jours après

la bouffissure de la face a sensiblement diminué, l'éruption est un peu modifiée, *la vision est rétablie*.

Cependant la température s'est élevée au-dessus du chiffre normal, le pouls est à 132; la respiration à 40, la faiblesse a augmenté, on a observé un peu de délire. Le malade succombe trois jours après.

OBS. X. — M. X..., 36 ans, blennorrhagie à 17 ans, chancre à la verge à 30 ans, s'est marié il y a 3 ans, n'éprouvant depuis longtemps aucun symptôme de sa maladie ; a un enfant, âgé actuellement de 20 mois, qui s'est toujours bien porté et qui jouit actuellement d'une bonne santé.

Au mois d'octobre 1873, il lui survint une tuméfaction des ganglions périmaxillaires gauches, sa vue s'affaiblit et il ne put voir qu'avec des lunettes de presbyte. En février 1874, la voûte palatine se perfore.

Depuis le retour des accidents (octobre 1873), il est soumis à un traitement antisyphilitique, dont les pilules de Ricord et l'iodure de potassium font la base et devant l'inutilité de ces moyens, le malade vient consulter le 26 mai 1874.

État actuel : Gonflement parotidien à gauche ; écoulement séro-purulent par l'oreille, demi surdité ; teinte violacée de toute la région et surtout de la conque ; perforation complète de la voûte palatine. Les forces du malade sont perdues, il se plaint d'une grande mollesse, il a perdu son activité. Traitement par l iodure d'ammonium.

Le 8 juin, l'ensemble est déjà plus satisfaisant, l'engorgement a diminué, l'écoulement de l'oreille est tari. Le 23 août, la guérison approche, la vue revient à l'état normal et le malade est complètement guéri le 14 jan-

vier 1875; l'iodure d'ammonium a été employé pendant
2 mois et demi.

Voici maintenant le seul cas dans lequel l'iodure
d'ammonium n'a pas donné de résultat. Ce cas est à peu
près identique au précédent, et je ne sais à quoi attribuer l'insuccès du médicament ; au reste, l'iodure de
potassium n'avait pas mieux fait. Mon père l'ayant
adressé à M. le Dr Ricord, celui-ci le traita avec succès
par les frictions mercurielles.

Obs. XI. — *Syphilis tertiaire. Traitement par l'iodure de potassium et l'iodure d'ammonium. Insuccès.* —
M. L..., 32 ans, présente, au mois de décembre 1873,
une perforation de la voûte palatine et deux petites
gommes, l'une suppurée à la base de la cloison des fosses
nasales et une autre dans l'aile gauche du nez, il y a de
ce côté gonflement sans ulcération. Le malade avoue
qu'il a été atteint 2 ans auparavant d'un chancre à la
verge et qu'il a déjà suivi un traitement par l'iodure de
potassium.

Traitement. Sirop de Cuisinier additionné de bichlorure de mercure, puis iodure de potassium, puis,
enfin, sirop de Bouligny-Gibert, sans compter différents
topiques inspirés par l'état des surfaces.

Malgré cela, le mal s'aggrave, le gonflement du nez
augmente, la tumeur gommeuse de l'aile gauche sup-
pure.

L'iodure de potassium ayant été inutile, on prescrivit
l'iodure d'ammonium. Le premier résultat est satisfaisant pendant les quinze premiers jours, le gonflement
diminue et l'ulcération semble se limiter, mais cette

amélioration est éphémère et après plusieurs mois de traitement, le malade était dans le même état.

Cette observation est intéressante à d'autres titres. M. L... est adressé à M. le Dr Ricord, et ce malade qui avait pris sans succès 60 grammes d'iodure de potassium et 90 grammes d'iodure d'ammonium revint défiguré, mais guéri par des frictions mercurielles répétées tous les deux jours.

Madame L..., victime de son mari et non guérie de sa syphilis (car elle a dû subir aussi un traitement, en 1874, soit à Besançon, soit à Paris), devient enceinte et son enfant issu d'une origine doublement contaminée arrive à terme et présente les plus belles apparences ; aujourd'hui à 5 mois de vie, il jouit d'une santé parfaite.

OBSERVATIONS DE SCROFULE.

Les trois observations qui suivent ont trait à le scrofule ; je regrette de n'en pouvoir présenter un plus grand nombre, elles sont cependant suffisantes pour prouver en faveur de l'iodure d'ammonium une action curative manifeste.

La première de ces trois observations est celle de cette malade chez laquelle mon père fit ses premiers essais : c'est ce premier et remarquable succès qui l'encouragea à faire de nouvelles recherches.

Obs. XII. — *Scrofulide tuberculeuse.* — Madame X..., âgée de 52 ans, d'une assez bonne constitution, mais issue de parents scrofuleux, n'ayant eu pourtant dans sa jeunesse aucun accident qui puisse être rapporté à une diathèse strumeuse, vit survenir tout à coup en 1865 une élevure de forme tuberculeuse à la lèvre supérieure.

Ce bouton, d'abord dur et d'un rouge violacé, entouré d'une légère aréole plus pâle, ne tarda pas à suppurer, puis il se déssécha et se recouvrit d'une croûte gris jaunâtre qui se détachait de temps en temps, soit spontanément soit par suite des manœuvres de la malade qui voulait se soulager de la démangeaison qu'elle éprouvait.

Une pommade au calomel, une ou deux cautérisations avec le crayon au nitrate d'argent, des lotions astringentes ne modifièrent pas l'état local ; on vit, au contraire, la maladie s'étendre peu à peu ; un gonflement dur et comme tuberculeux finit par gagner toute la lèvre supérieure dont les mouvements devinrent très-difficiles mais non douloureux ; ce gonflement avec coloration violacée faisait une saillie d'environ 3 millim. sur les surfaces voisines.

On employa successivement des pommades à l'iodure de plomb, iodure de potassium et à l'intérieur des préparations iodurées, des amers, un régime tonique fut exactement suivi, mais rien n'arrêta la marche de la maladie qui envahit la lèvre inférieure.

Bientôt une ulcération se produisit qui commença par les parties affectées les premières et qui comprit à la longue toute l'étendue des tissus envahis. Cette ulcération à fond grisâtre fournissait une suppuration abondante et fétide.

Cet état dura environ un an. Pendant ce temps, plusieurs traitements furent employés et tous inutilement. A l'extérieur, pommade d'oxyde de zinc, solution de bichlorure de mercure ; à l'intérieur, granules d'arséniate de soude, liqueur de Fowler, iodure de potassium, ferrugineux, toniques, etc. Toutes ces médications n'amenèrent aucune modification dans la maladie qui dura ainsi jusqu'en 1867, époque à laquelle sur le conseil qui lui en fut donné Madame X... partit pour les eaux d'Uriage où elle passa une saison. Outre les bains elle prit chaque jour de l'iodure de potassium dans du sirop de gentiane. Rentrée chez elle la malade put se croire guérie, les ulcérations étaient cicatrisées, seulement la cicatrice semblait encore un peu boursouflée.

Quelques mois se passèrent pendant lesquels la malade se croyait délivrée de la maladie, lorsque, tout à coup, le gonflement tuberculeux reparut aux lèvres comme la première fois, il s'étendit même vers le menton, sur la partie antérieure du cou jusqu'au sternum; de là il gagna les parois de la poitrine et ne s'arrêta que vers l'épaule gauche. Au gonflement succéda l'ulcération sur toutes les parties tuméfiées.

La malade ayant suivi encore divers traitements et les voyant infructueux se décida à ne plus rien faire ; pourtant elle alla encore faire deux saisons aux eaux d'Uriage, mais n'en retira aucun bénéfice. Des douleurs aiguës s'étaient développées dans les tissus affectés, la malade les comparait à des traits de feu ; ces douleurs lui paraissaient plutôt aggravées que diminuées par l'usage intus et extra de l'opium, de la belladone et d'autres calmants ; — Mme X... n'avait plus de sommeil, plus un seul instant de repos ; le visage était hideux et la malade n'osait plus se montrer dans la crainte d'inspirer le dégoût ; malheureuse, découragée, elle attendait la mort comme le terme de ses souffrances : mais les fonctions organiques se faisant toujours très-bien chez elle, la mort lui semblait encore trop éloignée au gré de ses désirs.

Tel était l'état de Mme X... lorsque, au printemps de 1874, on lui conseilla d'aller consulter M. le Dr Druhen aîné, de Besançon. Celui-ci sachant qu'on avait essayé inutilement tous les moyens ordinaires prescrivit des badigeonnages sur les ulcérations avec le collyre de Lanfranc et à l'intérieur l'iodure d'ammonium.

L'effet de ce traitement fut vraiment merveilleux : les douleurs cessèrent, les ulcérations se modifièrent au bout de quelques jours ; des bourgeons charnus de bonne nature se développèrent, et au bout d'un mois la cicatrisation était complète.

Il y a de cela un an : la guérison ne s'est pas démentie ; aujourd'hui, il existe des cicatrices blanches semblables à celles qui succèdent à une brûlure profonde, mais il n'y a pas de tendance à la production de nouveaux ulcères.

Cette observation n'a pas besoin de commentaires. Je la publie telle qu'elle m'a été communiquée par M. le Dr Receveur, médecin de la malade ; cette observation ne laisse rien à désirer comme précision dans les détails et il suffit de la lire pour se convaincre de la supériorité des effets thérapeutiques de l'iodure d'ammonium sur ceux de l'iodure de potassium.

Obs. XIII. — Un jeune garçon de 5 ans présentait en 1867 au genou gauche un gonflement indolent accompagné d'un peu d'épanchement dans l'articulation, puis la lésion osseuse s'étendit au tiers inférieur du fémur ; et malgré un traitement constitué par les iodures de potassium et de fer, des frictions avec des pommades iodurées et une saison aux eaux de Salins (Jura), le fémur se carie, et il s'établit un trajet fistuleux dont la suppuration n'était pas tarie au printemps de 1874, époque à laquelle les condyles du fémur du côté atteint présentaient une notable augmentation de volume sur ceux du côté sain. A cette époque le petit malade fut soumis à l'iodure d'ammonium. Le bien que produisit ce médicament fut énorme (c'est l'expression dont s'est servi le père de l'enfant qui fut frappé du résultat), et trois mois après le début du traitement, la suppuration était tarie, la fistule se fermait et les condyles du fémur reprenaient petit à petit un volume à peu près normal. En mai 1875, à huit ou neuf mois de distance, il ne reste qu'un peu de gonflement de la partie inférieure du fémur.

Obs. XIV (recueillie à l'hôpital Saint-Jacques, service de M. le professeur Saillard). — Charles G..., 12 ans. Cet enfant, soigné dès son bas âge à l'hôpital Saint-Jacques, avait, à l'âge de 8 ans, une carie du calcanéum pour laquelle on fit d'abord pendant quelque temps des injections avec la liqueur de Villatte, mais bientôt il fallut pratiquer l'évidement du calcanéum et porter le fer rouge dans la plaie. Le petit malade rentrait deux ans après avec une tumeur blanche de l'articulation tibiotarsienne. Les douleurs étaient très-vives, des fistules s'étaient établies et l'enfant dépérissait. On pratiqua l'amputation au lieu d'élection afin de tomber autant que possible sur des surfaces osseuses saines; néanmoins la moelle était fluide, grise et le tissu osseux friable. La guérison fut assez prompte et l'enfant sortit de l'hôpital dans d'assez bonnes conditions de santé.

Le 18 mai 1875, deux ans après, il se représente de

nouveau et cette fois avec plusieurs ganglions sous-maxillaires tuméfiés dont l'un a déjà suppuré. On prescrit le 20 mai des onctions avec la pommade d'iodure d'ammonium au huitième et on l'administre à l'intérieur en solution à la dose de 50 centigr. en deux fois. La nuit a été agitée, et un peu de coryza s'étant déclaré, on suspend pour un jour l'administration du médicament qu'on reprend le 23 à la dose de 25 centigrammes. On n'observe les jours suivants aucun nouvel accident; le malade supporte bien cette dose. Le 1er juin le médicament est administré à la dose de 50 centigrammes comme au début du traitement, les jours suivants il n'y eut rien à noter de semblable.

Le 10 juin les ganglions ont déjà diminué de volume. Quelque temps après le malade avait quitté l'hôpital et depuis ce temps je n'ai pu avoir de ses nouvelles.

CONCLUSION.

L'iodure d'ammonium, par ses effets énergiques et rapides, par le peu d'importance ou plutôt par l'absence d'accidents d'iodisme pendant son administration, a une supériorité marquée sur l'iodure de potassium dont il a les avantages à un degré plus marqué sans en avoir les inconvénients. En effet, dans les six dernières observations de syphilis, l'usage de l'iodure de potassium a toujours précédé celui de l'iodure d'ammonium, sauf dans l'observation IX, et c'est après avoir constaté l'impuissance ou les inconvénients du premier qu'on a eu recours au second.

Dans la scrofule la comparaison est encore à l'avantage de l'iodure d'ammonium, et l'observation XII nous montre un résultat aussi beau et aussi complet qu'on pouvait le désirer, obtenu après un mois de traitement dans un cas dont les premiers accidents remontaient à huit ans.

En résumé, la conclusion qu'on peut tirer de ces différentes observations est que partout l'iodure d'ammonium a été supérieur à l'iodure de potassiu n.

Nous l'avons vu dans les observations II, III et X amener la résolution de gommes non suppurées et faire ci catriser celles qui l'étaient ; dans l'observation VI d'énormes exostoses disparaissent dans un intervalle relativement très-court.

Les avantages de ce médicament ne sont pas moins grands pour combattre les accidents cutanés de la troisième période de la syphilis. L'observation VIII nous

montre un remarquable succès dans ce genre d'affections, obtenu dans un temps très-court.

Je pense donc que l'iodure d'ammonium est indiqué
dans les mêmes cas que l'iodure de potassium et qu'il a
sur ce dernier un avantage marqué comme rapidité
d'effets ; qu'en outre il est plus actif et que dans bien
des cas il offre au thérapeutiste une ressource moins
souvent en défaut. Ce sont là des qualités qui font de ce
médicament un agent précieux et fidèle qui peut rendre
de grands services dans la syphilis et la scrofule. Du
reste c'est l'avis de M. le professeur Bouchardat qui
s'exprime ainsi dans le chapitre qu'il consacre à ce médicament dans son Traité de matière médicale : « Pour
mon compte, je suis convaincu que dans bien des cas
l'iodure d'ammonium doit être plus actif et partant plus
efficace que l'iodure de potassium. »

Paris. — A. Parent, imp. de la Faculté de Médecine, rue Mr-le-Prince, 31.

187